AF318107

DES

MODIFICATIONS IMPRIMÉES A CERTAINS SOUFFLES

INTRACARDIAQUES ET EXTRACARDIAQUES

PAR LES

VARIATIONS RESPIRATOIRES

PAR

Le Docteur Stanislas BASTARD
De la Faculté de médecine de Paris.

PARIS

A. PARENT, IMPRIMEUR DE LA FACULTÉ DE MÉDECINE

A. DAVY, Successeur

52, RUE MADAME ET RUE CORNEILLE, 3

1886

DES

MODIFICATIONS IMPRIMÉES A CERTAINS SOUFFLES

INTRACARDIAQUES ET EXTRACARDIAQUES

PAR LES

VARIATIONS RESPIRATOIRES

PAR

Le Docteur Stanislas BASTARD

De la Faculté de médecine de Paris.

———————

PARIS

A, PARENT, IMPRIMEUR DE LA FACULTÉ DE MÉDECINE

A. DAVY, Successeur

52, RUE MADAME ET RUE CORNEILLE, 3

—

1886

A MON PÈRE, A MA MÈRE

A MA SŒUR

A TOUS MES PARENTS

A MES AMIS

DES

Modifications imprimées à certains souffles

INTRACARDIAQUES ET EXTRACARDIAQUES

PAR

LES VARIATIONS RESPIRATOIRES

AVANT-PROPOS.

Le sujet que nous allons aborder dans cette thèse n'a pas le mérite d'une absolue nouveauté. Non : nous allons suivre une voie déjà tracée et parcourue, et ceux qui nous ont devancé sur le terrain où nous voulons nous engager à notre tour nous ont laissé la tâche facile.

Néanmoins, les faits que nous allons exposer ne sont pas, il nous semble, de connaissance absolument vulgaire : leur description ne remonte pas à une époque bien éloignée de nous, et nous ne croyons pas commettre une bien grosse erreur en disant qu'il y a vingt ans encore, on ignorait, ou peu s'en faut, tout ce qui s'y rapporte.

Ces faits n'étaient pas connus, et pourtant ils méritent bien de l'être. Ils n'éveillent point un intérêt purement scientifique : leur étude a une importance pratique que l'on ne saurait méconnaître et qui, seule, suffirait à justifier le travail que nous voulons leur consacrer.

C'est en 1883, alors que nous appartenions encore à la Faculté de médecine de Bordeaux, que le sujet de cette thèse — du moins pour ce qui concerne les bruits extracardiaques — nous a été inspiré par M. le professeur Pitres, dans le service duquel nous avons eu le bonheur de passer deux années. Cet excellent maître a souvent daigné nous guider dans nos recherches et souvent ses lumières et ses conseils bienveillants sont venus porter secours à notre inexpérience. Qu'il nous soit donc permis de lui exprimer ici nos sentiments de profonde reconnaissance.

Disons, en passant, que c'est dans le service de ce maître éminent, que nous avons recueilli toutes nos observations.

Nous remercions aussi sincèrement M. le professeur Potain, d'avoir bien voulu accepter la présidence de notre thèse.

DIVISION.

« Des modifications imprimées à certains souffles intracardiaques et extracardiaques par les variations respiratoires », tel est le titre de notre
thèse.

Il indique que nous n'avons pas l'intention de
passer en revue toutes les variétés de souffles
intracardiaques et extracardiaques ; nos recherches
ne sont pas assez étendues pour nous permettre de
traiter cette vaste question. Notre travail sera donc
plus limité.

Pour ce qui a trait aux souffles qui ont leur origine dans le cœur, nous nous contenterons d'étudier ceux d'insuffisance auriculo-ventriculaire —
mitrale et tricuspide, — et pour les souffles qui se
passent en dehors du cœur, nous ne nous occupe-
rons que de ceux qui sont systoliques, ou mieux
mésosystoliques. Nous opposerons ainsi les modifications que présentent ces deux catégories de souffles, sous l'influence de la respiration.

Ainsi donc, chaque fois que dans le cours de
cette thèse, nous parlerons de souffles extracardiaques ou intracardiaques, ce sera avec la restric-
tion que nous venons de dire.

La division de notre travail est toute tracée ; elle
découle naturellement de notre titre même.

Dans un premier chapitre nous aurons en vue les souffles organiques du cœur — souffles intracardiaques.

Le deuxième chapitre sera consacré aux souffles extracardiaques.

Dans un troisième chapitre, nous essaierons de faire un peu de physiologie pathologique et nous rechercherons de quelle façon la respiration peut agir, pour modifier les souffles qui auront fait l'objet des deux chapitres précédents.

Enfin, en dernier lieu, nous exposerons les conclusions auxquelles va nous conduire ce travail, et nous tâcherons de montrer en quelques mots l'importance pratique qui ressort de cette étude.

CHAPITRE PREMIER.

SOUFFLES INTRACARDIAQUES.

C'est en vain que nous avons parcouru les auteurs classiques : ils sont tous muets sur la question que nous allons aborder dans ce premier chapitre. Tous décrivent avec soin les souffles organiques du cœur, mais aucun ne parle des modifications que la respiration est susceptible d'imprimer à ces souffles. C'est donc là un point intéressant et tout nouveau de séméiologie cardiaque.

Il y a quelques années à peine, — du moins à notre connaissance, — que ce sujet a été envisagé pour la première fois. Le premier travail dans lequel il soit fait mention des modifications des souffles organiques par la respiration, remonte à 1874. A cette époque, M. Mezbourian, dans une thèse intitulée : « Du diagnostic des bruits de souffle extracardiaque », parle de ces modifications comme pouvant fournir des caractères différentiels pour le diagnostic des souffles cardiaques.

Il est vrai que cet auteur n'en dit que quelques mots, et surtout il ne dit pas en quoi consistent ces modifications. Les conclusions auxquelles il arrive sont les suivantes :

« Les mouvements respiratoires ont bien, dans

quelques cas, une influence modificatrice sur les bruits anormaux qui se passent dans le cœur, mais cette influence n'est jamais aussi considérable qu'elle peut l'être sur les bruits de souffle extra-cardiaques. »

« La transformation d'un souffle intracardiaque en bruit respiratoire saccadé est chose absolument impossible. »

« L'influence des mouvements respiratoires sur les souffles cardiaques n'est jamais, quand elle existe, que très difficilement appréciable. »

En 1877, le *Progrès Médical*, dans une série d'articles, publie un travail important dû à la plume de M. Cuffer, ancien interne de M. le professeur Potain, et aujourd'hui médecin des hôpitaux. Ce travail est intitulé : « Des causes qui peuvent modifier les bruits de souffle cardiaques, et en particulier de ces modifications sous l'influence des changements de position des malades. »

M. Cuffer insiste principalement sur les modifications de ces souffles par les changements de position. Il a trouvé que, sous cette influence, les souffles intracardiaques et extracardiaques se modifient de la même façon. Les uns et les autres de ces bruits diminuent ou disparaissent, lorsqu'on fait passer le malade du décubitus horizontal à la position verticale.

Avant M. Cuffer, d'autres observateurs avaient, du reste, noté cette modification. Qu'il nous suffise de citer les noms de Sydney-Ringer et Schmidt.

Sydney-Ringer, en 1861, fait paraître « in Edinburgh med. Journ. » un article « on the influence of change of position on the caracters of endocardial murmurs ». Pour cet auteur, les bruits qui se produisent dans le cœur, sont plus nets, plus rudes et plus profonds, dans la position couchée, que dans la station debout ou assise.

Schmidt (Canstatt 1875) rapporte un cas de souffle systolique, variant avec la position du malade. Ce souffle disparaissait dans la situation verticale.

Nous citons l'opinion de ces auteurs, relativement aux modifications que les changements de position impriment aux souffles organiques du cœur, bien que cela ne semble pas entrer dans notre sujet. On verra dans notre troisième chapitre quels liens rattachent les modifications dont nous venons de parler à celles qui font l'objet de notre thèse.

Dans le travail de M. Cuffer, la partie qui a trait à l'influence des actes respiratoires sur les souffles cardiaques organiques nous a vivement intéressé.

Cette influence est notée avec soin dans plusieurs observations. Ainsi (n° 15 du *Progrès médical*, 1877), dans un cas d'insuffisance tricuspide, avec dilatatation du cœur droit, il existait un souffle systolique, présentant son maximum au niveau de l'épigastre, mais diminuant et pouvant même disparaître par moments dans la position assise. Dans cette situation, la diminution du souffle était encore bien plus marquée au moment de l'expiration ; l'inspiration le faisait reparaître.

L'observation III (n° 17 du *Progrès médical*) nous a semblé d'un grand intérêt ; aussi, nous allons la donner avec quelques détails. Il s'agit d'un cas d'urémie à forme dyspnéique, chez un individu atteint d'intoxication saturnine. Le malade présentait la respiration de Cheyne–Stokes. Pendant la période de dyspnée, les inspirations étaient de plus en plus profondes. Cœur hypertrophié. Bruit de galop. Il existait un souffle d'insuffisance mitrale, se propageant vers l'aisselle. Ce souffle, très faible, et même à peine perceptible pendant les moments d'arrêt de la respiration, reparaissait dès que la pérode de dyspnée commençait. Il allait en augmentant à mesure que les inspirations devenaient plus profondes, et atteignait son maximun d'intensité à la fin de la période dyspnéique ; puis, aussitôt que commençait la période de suspension de la respiration, on entendait le souffle diminuer progressivement jusqu'à s'effacer d'une façon presque complète. De plus, chez le même malade, il existait parfois une insuffisance tricuspide passagère, avec souffle ne se manifestant que dans les plus grandes inspirations. Ainsi, l'inspiration déterminait, d'une part, l'augmentation du souffle d'insuffisance mitrale, et, d'autre part, l'apparition du souffle d'insuffisance tricuspide.

Les cas dans lesquels M. Cutler a observé une modification des souffles organiques du cœur sous

l'influence de la respiration sont tous relatifs, —
sauf un, dans lequel les lésions étaient multiples, —
à des insuffisances auriculo-ventriculaires.

La conclusion qu'il tire de ses observations est
celle-ci : « L'inspiration détermine une augmentation des souffles cardiaques. »

En 1879, M. Baudisson, dans sa thèse inaugu-
rale, « Contribution à l'étude de la pathogénie et du
diagnostic des souffles extracardiaques », dit que,
chez deux malades atteints de lésions valvulaires,
il a constaté que pendant une forte inspiration, les
bruits intracardiaques augmentaient d'intensité.
Le même auteur conclut en ces termes : « On peut
dire qu'une forte inspiration augmentera l'intensité
du souffle intracardiaque. Une inspiration moyenne
n'aura que peu ou même pas d'action sur le souffle
valvulaire. De même, l'effet sera peu marqué dans
l'expiration moyenne, tandis qu'une expiration
intense diminuera la force des souffles cardiaques. »

Les observations que nous avons nous-même
recueillies sur ce sujet, — malheureusement, elles
sont peu nombreuses, — se rapportent à deux cas
d'insuffisance mitrale. Dans l'un des cas, un rétrécissement venait compliquer la lésion.

OBSERVATION I.

V... (Pierre), 42 ans, déménageur, entre à l'hôpital Saint-
André (Bordeaux), salle 16, dans le service de M. le professeur Pitres, le 26 juin 1882.

Depuis l'âge de 15 ans, plusieurs attaques de rhumatisme articulaire, l'une en 1859, l'autre en 1867. Puis, en mai et juin 1882, oppression considérable. Jamais de palpitations bien accusées. A l'examen du malade, on constate un œdème assez peu développé aux membres inférieurs. Si on inspecte le thorax, on remarque une légère voussure de la région précordiale. La pointe du cœur bat dans le cinquième espace intercostal gauche, un peu en dehors de la ligne verticale du mamelon. Pas de frémissement cataire. La percussion dénote une légère hypertrophie. A l'auscultation, l'oreille perçoit un souffle exactement systolique, assez doux, dont le maximum est à la pointe et s'irradiant surtout en bas et dans la direction de l'aisselle. Les battements du cœur sont intermittents; le pouls est petit, irrégulier. Le souffle noté perd de son intensité lorsqu'on fait asseoir le malade. Quand ce dernier respire naturellement, le souffle ne présente pas de modifications sensibles pendant l'inspiration ou l'expiration. Mais lorsqu'on commande au malade de faire une forte inspiration et de suspendre ensuite sa respiration en arrêt inspiratoire, on entend le souffle avec beaucoup plus de netteté, mais avec le même timbre. Dans l'arrêt expiratoire forcé, on observe les phénomènes inverses : le souffle perd de sa force, mais sans jamais disparaître complètement.

Si nous avons donné quelques détails sur ce malade, c'est qu'il nous a paru important de démontrer qu'il s'agissait bien là d'un souffle organique. Le siège du souffle, son mode de propagation, l'irregularité du pouls et l'œdème des membres inférieurs sont autant de signes qui affirment le diagnostic d'insuffisance mitrale.

Observation II.

M... (Rose), 20 ans, domestique (hôpital Saint-André, salle 7, couchette 2). Entre le 16 janvier 1883, se plaignant de palpitations de cœur et de douleurs rhumatismales vagues dans les jointures, sans tuméfaction des articulations. Cette jeune fille nous apprend que, depuis quelque temps, elle a les extrémités inférieures enflées, surtout le soir. Effectivement, on constate un œdème assez marqué de cette partie du corps. Malgré cela, l'état général est bon, l'appétit conservé. Les urines ne contiennent pas d'albumine. Pouls régulier, 72. La pointe du cœur bat dans le cinquième espace intercostal gauche, sur la ligne mammaire. Pas de frémissement. A la pointe, on entend un souffle systolique se propageant en dehors, et, de plus, un dédoublement du deuxième bruit. Rien de particulier dans les vaisseaux du cou.

Le souffle ne subit pas de modifications, lorsqu'on fait passer la malade du décubitus horizontal à la position verticale. Mais il n'en est pas de même sous l'influence des variations respiratoires. Il s'accentue, mais faiblement, dans l'inspiration régulière ; il devient très fort dans l'inspiration forcée et l'arrêt inspiratoire qui lui succède ; il diminue, au contraire, dans l'arrêt expiratoire.

Quant au dédoublement du deuxième bruit, on le perçoit avec le plus de netteté à la fin de l'inspiration et au commencement de l'expiration.

Dans ce cas, il s'agissait, sans aucun doute, nous croyons, d'une lésion mitrale (rétrécissement et insuffisance).

Nos recherches nous ont donc conduit aux mêmes résultats que celles des auteurs cités plus haut. Ces deux observations viennent confirmer la règle

Bastard.

2

énoncée par M. Cuffer. Mais, de même que nous avons restreint notre étude à une partie des souffles endocardiaques, de même nous devons restreindre nos conclusions.

Nous dirons donc :

1° Les souffles cardiaques d'insuffisance mitrale ou tricuspide sont susceptibles de se modifier sous l'influence de la respiration ;

2° La respiration normale paraît n'avoir sur eux qu'une action limitée et assez incertaine ;

3° Ces souffles diminuent très sensiblement, et peuvent même disparaître en grande partie dans une expiration intense. Ils augmentent, au contraire, dans les grandes inspirations et l'arrêt inspiratoire prolongé.

Voyons maintenant ce que vont devenir les souffles extracardiaques sous les mêmes influences.

CHAPITRE II.

SOUFFLES EXTRACARDIAQUES

Donnons d'abord une définition de cette sorte de souffles.

Ce sont des bruits qui se passent en dehors du cœur — le plus ordinairement dans la lame pulmonaire située entre la face antérieure du cœur et laparoi thoracique — et qui sont produits par les mouvements du cœur, dont ils présentent le rhythme.

Nous ne ferons pas l'historique de ces bruits. Disons seulement qu'ils sont connus depuis assez longtemps, puisqu'on les trouve déjà mentionnés par Laennec, au moment même où cet immortel savant venait de découvrir l'auscultation.

Laennec regarde comme facile le diagnostic de ces bruits. Depuis lors, on sait qu'il n'en est rien. Ces bruits ont été, et sont encore sans doute aujourd'hui, la cause fréquente de nombreuses erreurs.

Nous ne suivrons point tous les auteurs, qui, depuis Laennec, se sont occupés de cette étude. Cela ne nous appartient pas. La partie historique de cette question a d'ailleurs été traitée assez complètement dans d'autres thèses pour que nous puissions la négliger.

Elle est développée en particulier dans la thèse de M. Rabron : *Recueil d'observations de souffles extracardiaques*, juillet 1885.

Nous avons hâte d'en arriver aux faits qui nous intéressent spécialement : on nous permettra de citer l'opinion de divers auteurs sur les modifications des souffles extracardiaques par la respiration.

Laennec, dans son *Traité d'auscultation*, dit : « Le bruit de souffle se rencontre fréquemment chez des gens qui ne présentent aucune affection organique du cœur..... Il diminue beaucoup ou cesse presque entièrement par l'arrêt de la respiration..... La marche, la toux, les fortes inspirations, les émotions morales sont susceptibles de l'augmenter. »

Bouillaud, en 1859, avait étudié l'influence de la respiration, sur certains bruits anormaux, non encore décrits à cette époque. Tel est, par exemple, le cas publié par Lemaire dans l'*Union médicale*, 1859, cas pris dans le service de Bouillaud dont M. Potain était alors chef de clinique.

Il s'agissait d'un bruit musical perçu à la partie moyenne et inférieure du sternum. « Ce bruit se fait entendre d'une manière continue et n'est nullement isochrone aux battements du cœur. Il présente des renforcements à chaque inspiration, et son intensité est d'autant plus grande que les mouvements respiratoires sont plus précipités. Ce bruit persiste d'une manière évidente, lorsqu'on fait suspendre !a respiration au malade. » A l'autopsie, faite par M. Potain, on trouva le tissu pulmonaire sain; le cœur était légèrement hypertrophié et ne présentait pas de lésion valvulaire.

Dans des observations publiées en 1860, *in medical Times and Gazette* et analysées dans la *Gazette hebdomadaire* de la même année, Richardson parle de l'influence de la respiration sur certains bruits, lesquels existaient pendant l'inspiration, et n'existaient qu'à peine ou pas pendant l'expiration. Il s'agit d'un bruit particulier, que l'auteur a entendu quelquefois, dans un point situé au-dessous et un peu en dehors du mamelon gauche. « C'est un bruit extrêmement superficiel, qui, par son timbre, diffère également du souffle et du râle crépitant. Il ressemble plutôt à un craquement ou au bruit que fait une pièce de calicot quand on la déchire. Ce bruit, produit par l'action du cœur sur le poumon, se produit au moment de la systole ventriculaire, mais seulement lorsque cette systole coïncide avec l'inspiration, et il est d'autant plus fort que l'inspiration est plus profonde. Pendant l'expiration il disparaît complètement. »

Dans deux cas où Richardson a rencontré ces bruits, et où il a pu faire l'autopsie, il trouva, dans le point indiqué, le bord du poumon déplacé et soudé au devant du péricarde par des adhérences solides. Il explique ce bruit par l'impulsion transmise à cette partie du poumon, par les ventricules, au moment de leur contraction.

Barth et Roger, dans la dernière édition de leur *Traité pratique d'auscultation*, disent, en parlant des souffles extracardiaques et des caractères qui permettent d'en faire le diagnostic : « Dans quelques cas, la suspension ou l'exagération des mouvements respiratoires fait disparaître le bruit de souffle anormal et en modifie le rhythme. Il arrive même, sous des influences semblables, que les bruits de souffle extracardiaques, se transforment en bruit respiratoire saccadé type..... Chez un certain nombre de malades, le bruit anormal n'a lieu que dans une période limitée du mouvement respiratoire, surtout à la fin de l'inspiration et au commencement de l'expiration. »

En 1869, parut un travail remarquable dû à l'un de nos compatriotes distingués, M. Choyau, ancien interne de M. le professeur [Potain : « Des bruits pleuraux et pulmonaires dus aux mouvements du cœur. » Tel est le titre de sa thèse. Nous nous permettrons de lui emprunter quelques observations.

La première se rapporte à un cas de péritonite aiguë généralisée. On constatait au premier temps un souffle existant seulement à l'expiration, et on ne rencontra à l'autopsie aucune lésion valvulaire.

Dans un cas de phthisie pulmonaire, on trouva un souffle systolique, qui s'entendait seulement dans la deuxième moitié de l'inspiration et le commencement de l'expiration. Il était très manifeste pendant une grande inspiration. Les changements de position ne lui faisaient subir aucune modification.

Une autre observation est relative à une albuminurie chronique. Il existait à la base un souffle systolique, se faisant entendre pendant toute la durée de la respiration.

L'observation XII a trait à un rhumatisme articulaire. Le souffle, qui existe à la pointe, s'entend également dans l'inspiration et l'expiration ordinaires. Dans les respirations exagérées, on ne l'entend plus pendant l'inspiration, sans qu'il soit possible de dire s'il disparaît ou s'il est seulement masqué par le murmure vésiculaire, qui, en ce point, est très fort. Pendant l'expiration il reparaît, mais avec des modifications d'intensité, et presque toujours diminue quand plusieurs grandes respirations ont été faites coup sur coup.

Depuis la thèse que nous venons de citer, les souffles extracardiaqnes ont été l'objet de nombreuses recherches, lesquelles ont été faites, pour la plupart, par des élèves de M. Potain, et sous l'inspiration de ce savant maître. Depuis lors, les faits sont venus démontrer la vérité de l'opinion émise à cette époque sous forme d'hypothèse par M. Choyau. Cet auteur disait, en terminant : « Je ne serais pas éloigné de croire qu'un certain nombre de souffles cardiaques, dits d'anémie, reconnussent la même cause que ceux qui font l'objet de ma thèse. »

En 1871, Naudier présente à la Société anatomique l'observation d'un individu ayant présenté un souffle systolique dans le deuxième espace intercostal gauche — souffle dont l'auteur admet l'origine extracardiaque — et persistant même quand la respiration était suspendue. A l'autopsie on trouva le cœur sain et une symphyse cardiaque presque complète.

M. Mezbourian, en 1874, dans une thèse où nous avons déjà puisé, rapporte plusieurs observations où l'influence des mouvements respiratoires est nettement marquée.

Dans la première, il existait un souffle systolique se produisant pendant l'expiration.

Une autre observation, communiquée par M. Rendu, contient les détails suivants : René Fol, 21 ans. Bronchite. « A la base, on entend un petit souffle très doux, fort peu perceptible lorsqu'on empêche le malade de respirer : il coïncide toujours alors au moment de la systole ventriculaire et au moment de l'expiration pulmonaire, de sorte qu'il paraît produit par le choc du cœur sur la lame de poumon placée au devant de lui. »

Dans l'observation IV, il existe, chez un malade atteint d'érysipèle de la face, un léger bruit de souffle que l'on entend de préférence pendant l'expiration.

En 1876, Kuessner, *in Deutsch Arch. f. Klin. med.*,

vol. XVI, p. 19, publie, sur les bruits morbides extracardiaques, un article analysé par Schwartz dans la *Revue des sciences médicales*, 1876, p. 154. Kuessner distingue les bruits anémiques des bruits extracardiaques : « Les bruits de souffle extracardiaques se font remarquer par leur inconstance, leur disparition et leur réapparition, les variations de leur intensité et de leurs caractères d'un jour à l'autre, ou sous l'influence des mouvements respiratoires et de la suspension de ces mouvements. »

Des observations relatées par cet auteur, il résulte que les bruits dont il parle sont plus forts pendant l'inspiration, ou après une inspiration profonde. L'un des bruits qu'il a notés disparaissait quand le malade retenait sa respiration.

Dans le *Dictionnaire encyclopédique*, à l'article « Cœur » (Pathologie), rédigé par MM. Potain et Rendu, nous lisons, entre autres choses, que les bruits extracardiaques donnent lieu journellement à des erreurs de diagnostic. « Ces bruits coïncident presque toujours avec la systole ventriculaire... D'ordinaire, ils ne sont entendus que pendant l'expiration. Quand il existe une hypertrophie du cœur, on peut les percevoir d'une manière continue, aux deux temps de la respiration. »

Nous arrivons maintenant au travail de M. Cuffer, auquel nous avons déjà fait de nombreux emprunts, à propos des souffles organiques du cœur. Parlant des souffles extracardiaques, ce médecin dit : « Le souffle extracardiaque peut être modifié par la res-

piration. Il est d'autant plus marqué que les battements du cœur sont plus fréquents et plus énergi-
ques et les mouvements respiratoires plus rares.
C'est ainsi qu'un souffle extracardiaque disparaît
souvent après une course ou un exercice violent,
car dans ce cas les mouvements respiratoires sont
accélérés en même temps que les battements du
cœur. Au contraire, sous l'influence de l'émotion,
le souffle extracardiaque apparaît plus intense, étant
donné ce fait, que le cœur s'accélère, en même
temps que la respiration se ralentit et devient plus
profonde à chaque inspiration, conditions qui, on
le comprend, facilitent la production du souffle,
puisque la lame du poumon située en avant du cœur
est plus remplie d'air, et que les battements du cœur
sont plus rapides et plus violents, et par conséquent
chassent l'air en plus grande quantité et avec plus
de force, toutes choses qui peuvent exagérer le souffle... Un souffle extracardiaque peut être saccadé,
au lieu d'être continu. Le caractère saccadé que peut
prendre la respiration en avant du cœur n'est pour
M. Potain qu'une variété de souffle extracardiaque.
Le souffle saccadé se modifie de la même manière
que le souffle continu... La diminution d'un souffle, quand les mouvements respiratoires s'accélèrent,
est un signe de souffle extracardiaque. »

Dans un autre passage (n° 27 du *Progrès médical*,
1877), M. Cuffer ajoute : « On constate quelquefois
la disparition d'un souffle, lorsqu'on fait faire au
malade une grande inspiration... »

En 1879, M. Baudisson, parlant du diagnostic des souffles extracardiaques, dans une thèse que nous avons citée précédemment, oppose les modifications imprimées par la respiration aux souffles intracardiaques, aux modifications que subissent les souffles extracardiaques sous la même influence. « Une forte inspiration, dit-il, diminue l'intensité du souffle extracardiaque, si elle ne le fait pas complètement disparaître... Une inspiration moyenne favorise la production du souffle cardio-pulmonaire. Une inspiration intense diminue le souffle extracardiaque, tandis qu'une expiration moyenne est très favorable à sa production. »

Nous avons vu l'inverse se passer pour les souffles endocardiaques; aussi M. Baudisson dit que : « là, peut-être, est le seul signe constant qui permette d'établir à peu près sûrement le diagnostic. »

Au mois de novembre 1881, dans une leçon faite à l'hôpital Necker, et que M. Pitres a eu l'extrême obligeance de nous communiquer, M. le professeur Potain s'exprime en ces termes : « La suspension des mouvements respiratoires fait cesser parfois, mais non point toujours, les souffles extracardiaques. Les fortes inspirations le transforment en bruit respiratoire saccadé. »

Dernièrement (janvier 1885), M. Potain faisait, sur les bruits extracardiaques, une clinique remarquable, reproduite dans les nᵒˢ 3 et 7 de la « *Semaine médicale*, 1885 ». Ce professeur indique, avec beaucoup de précision, le mécanisme de production de

ces bruits à leurs différents sièges : « Ordinairement, dit-il, ces souffles sont mésosystoliqués et sus-
apexiens (ayant leur siège au-dessus de la pointe).
Les modifications que ces bruits peuvent subir,
sous l'influence de l'exagération des mouvements
respiratoires, sont considérables. »

Enfin, plus récemment encore, nous trouvons la
thèse de M. Rabion, qui date du mois de juillet
1885, et dans laquelle sont rassemblées 95 observations de souffles extracardiaques. Ces bruits sont
envisagés surtout au point de vue de leur siège, de
leur timbre, de leur rhythme, de leur inconstance ;
mais on ne trouve que très peu de cas dans lesquels
soient notées les modifications dues aux influences
respiratoires. Dans l'observation LXXVII, le souffle
est plus fort au moment de l'inspiration. Chez une
malade atteinte de chlorose (obs. XXII), un souffle
mésosystolique, siégeant à la pointe, s'entend à
peine pendant l'inspiration. L'observation III est
intéressante, à cause des métamorphoses que présente le souffle. Il s'agit d'un goitre exophthalmi-
que. Le 3 avril, le souffle a son maximum dans le
quatrième espace intercostal gauche ; par moments,
il se transforme en respiration saccadée. Le 27 avril,
on constate un bruit de piaulement mésosystolique,
survenant surtout pendant l'expiration. Le 5 juin,
le tout a disparu.

Nous venons de parcourir, un peu longuement
peut-être, les travaux — de nous connus — où sont
décrites les modifications imprimées par la respi-

ration aux souffles extracardiaques. Cette question y a toujours été traitée d'une manière incidente; néanmoins, nous avons tenu à rapporter des opinions multiples, et à montrer que les observations des différents auteurs, relativement au sujet qui nous occupe, sont loin de concorder entre elles.

Nous avons l'intention de relater maintenant quelques-unes des observations que nous avons nous-même recueillies à Bordeaux, dans le service de M. le professeur Pitres. La plupart ont trait à des cas de chloro-anémie. Les souffles extracardiaques ne sont point rares, nous avons pu nous en convaincre. Il nous a été donné d'observer beaucoup de malades présentant des bruits de ce genre: pourtant, nous ne voulons exposer qu'un nombre de faits assez restreint, notre thèse ne devant pas être un recueil d'observations.

Observation I.

Chloro-anémie.

B... (Amélie), 20 ans, salle 7, lit 25, 7 novembre 1882. Pâleur de la face. Décoloration des muqueuses. Bruit de diable dans les jugulaires. Pouls régulier, 80. Au cœur, souffle intense, mésosystolique, dont le maximum est au niveau de la troisième côte gauche, souffle rayonnant légèrement en tous sens autour de ce point central. En même temps que ce souffle de la base existe un deuxième souffle, plus léger, ayant un point maximum parfaitement distinct du premier, et siégeant à la pointe, dans le quatrième espace intercostal. Ce dernier souffle présente ceci de particulier que, par moments, il prend un rhythme à deux temps, devient une sorte de respiration saccadée, surtout lorsqu'on dit à la malade de faire quelques mouvements dans son lit, ou bien quand on l'ausculte assise. Les deux souffles diminuent un peu d'intensité lorsque la malade passe de la position horizontale à la position verticale. Ils ne se modifient pas sensiblement dans la respiration régulière. Le souffle de la pointe disparaît presque complètement, quand, après avoir commandé à la malade de faire une inspiration profonde, on lui dit alors de cesser de respirer, mais il demeure le même pendant l'arrêt expiratoire forcé. Le souffle de la base se modifie dans le même sens, mais d'une façon moins nette, sous l'influence de la respiration.

OBSERVATION II (communiquée par M. le prof. Pitres).

Chloro-anémie.

X..., 15 ans 1/2. Teinte jaune verdâtre de la face. Diminution des forces. Palpitations au moindre exercice. Appétit capricieux. Menstruation régulière, mais sang très pâle, et pertes blanches dans l'intervalle. La pointe du cœur bat dans le cinquième espace intercostal gauche, en dedans du mamelon. Il existe des pulsations légères, mais appréciables à l'œil et au doigt, dans le deuxième espace gauche, en dehors du bord sternal. On perçoit, dans ce deuxième espace, un souffle intense, presque en jet de vapeur, nettement méso-systolique, naissant au niveau du bord gauche du sternum, ne se propageant pas du tout vers la pointe, mais se faisant entendre sur toute la partie supérieure de la poitrine jusqu'auprès de la clavicule. Ce souffle devient très fort dans un arrêt expiratoire ; pendant une inspiration forcée, il disparaît complètement.

OBSERVATION III.

Tuberculose pulmonaire.

L... (Pierre), 30 ans, salle 16, lit 23, 22 novembre 1882.
Plusieurs hémoptysies ont précédé son entrée à l'hôpital.
Sommet droit à la période de ramollissement. Au sommet
gauche, on constate des signes d'excavation : matité, gar-
gouillements, pectoriloquie, souffle caverneux. Mais ce souffle,
qui s'entend dans les deux premiers espaces intercostaux du
côté gauche, se présente avec des caractères spéciaux que
nous décrirons dans un instant. La pointe du cœur bat dans
le cinquième espace gauche, sur la ligne verticale du mamelon. A chaque systole ventriculaire, on voit se produire,
dans le troisième espace, à 2 centimètres en dehors du bord
gauche du sternum, une ondulation très perceptible. Au
même niveau, on entend un dédoublement très net du
deuxième bruit du cœur. A la partie supérieure de la poitrine, dans le deuxième espace gauche, on trouve le murmure
vésiculaire aboli et remplacé par le souffle tubo-caverneux
que nous avons signalé. Mais, de plus, on entend, au même
point, un souffle systolique, tantôt léger, tantôt éclatant,
prenant parfois un timbre musical ou revêtant les caractères
d'un véritable piaulement. Ce souffle ne se produit pas à
chaque contraction ventriculaire ; il affecte le rhythme suivant : il n'existe pas pendant l'inspiration et n'a lieu que
pendant les systoles qui coïncident avec l'expiration, et alors
l'oreille le perçoit deux fois ou bien trois fois de suite, suivant
la durée de l'expiration. Dans le cours même de l'expiration,
ce souffle varie d'intensité : il se fait entendre d'autant plus
fort qu'il apparaît à un moment plus rapproché de la fin de
l'expiration, puis disparaît dès que l'inspiration commence.
Ce souffle, rhythmé par le cœur, se modifie aussi dans les
conditions suivantes : il cesse quand on fait asseoir le malade.
Par instants, même dans la position horizontale, il disparaît

sans que l'on sache sous quelle influence et reparaît de même, sans cause appréciable. Lorsqu'on dit au malade de respirer largement, le souffle persiste avec les mêmes caractères que dans la respiration normale. En faisant arrêter le malade en inspiration forcée, on constate l'absence complète du souffle pendant tont le temps que dure cet arrêt. Dans l'arrêt expiratoire prolongé, il est très net et se montre alors d'une égale intensité à chaque pulsation du cœur.

Pendant plusieurs jours consécutifs, il nous est permis d'observer à loisir le même phénomène, offrant les mêmes caractères, puis, un beau jour, le souffle disparaît pour ne plus revenir.

Nous avons observé ce malade avec beaucoup de soin, et nous nous sommes convaincu qu'il s'agissait là, à n'en pas douter, d'un bruit extracardiaque, semblable à ceux que M. Choyau a décrits dans les cavernes pulmonaires, et qui étaient rhythmés par le cœur. L'auteur que nous venons de nommer cite du reste un cas (3° obs.) qui présente avec le nôtre une grande analogie.

OBSERVATION IV.

Rhumatisme articulaire.

M... (Marie), 18 ans, domestique, salle 7, lit 7. Entrée le 11 juillet 1883. Palpitations depuis l'âge de 15 ans. Depuis deux mois, cessation des règles ; pertes blanches. Pas d'appétit. Attaque de rhumatisme articulaire subaigu il y a huit jours.

La pointe du cœur bat dans le quatrième espace intercostal gauche, en dedans du mamelon. Pouls régulier, 98. Au cœur, souffle doux, mésosystolique, à maximum dans le troisième espace, immédiatement en dehors du bord gauche du sternum, s'irradiant légèrement dans toutes les directions. Ce souffle est à peu près d'égale intensité pendant les deux temps de la respiration normale. Il s'atténue un peu quand on fait asseoir la malade, persiste pendant l'arrêt inspiratoire et disparaît presque complètement par l'arrêt en expiration forcée.

On remarquera que, dans ce cas, les modifications du souffle par la respiration sont inverses de celles que nous avons signalées dans nos observations précédentes. Nous avons, on s'en souvient, trouvé dans les auteurs des cas analogues.

OBSERVATION V.

Chloro-anémie.

G... (Eugénie), salle 7, lit 29, 17 décembre 1882. Jeune fille anémique ; teint pâle, muqueuses décolorées. Pas de troubles de la sensibilité. Eprouve de violentes palpitations quand elle est obligée de se livrer à un exercice un peu pénible, par exemple lorsqu'elle fait l'ascension d'un escalier.

Souffle continu dans les jugulaires, mais principalement du côté droit. Pouls régulier, 86. La pointe du cœur bat dans le quatrième espace intercostal gauche. Souffle doux, méso-systolique, présentant son maximum dans le troisième espace du même côté. Ce souffle est plus intense pendant l'expiration que pendant l'inspiration, même lorsque la malade respire naturellement. Mais ces modifications sont bien plus appréciables lorsqu'on dit à la malade de s'arrêter en inspiration forcée ; alors le souffle s'atténue considérablement. Au contraire, dans l'arrêt expiratoire prolongé, le souffle se renforce et prend un timbre beaucoup plus rude. Il cesse totalement dans la position assise, pour reprendre son intensité première dès que la malade s'est étendue dans son lit.

Le 21 décembre, le souffle est moins fort, et parfois l'oreille perçoit un double ébranlement, au lieu d'un souffle unique. Cette sorte de dédoublement du souffle est surtout manifeste à la limite supérieure de la région où s'entend le bruit anormal, et il paraît plus net dans les instants qui suivent les mouvements exécutés par la malade.

OBSERVATION VI.

Chloro-anémie.

L... (Louise), 18 ans, blanchisseuse, entrée le 12 janvier 1883, salle 7, lit 10. Pâleur des téguments et des muqueuses. Palpitations de cœur au plus léger mouvement. Appétit capricieux. Menstruation régulière, pas de leucorrhée. Sensibilité affaiblie sur la moitié gauche du corps.

Pouls régulier, 88. Bruit de diable continu avec renforcement dans les vaisseaux du cou. Au cœur, souffle doux, mésosystolique, perceptible dans le quatrième espace et jusqu'à la pointe du cœur, laquelle siège dans le cinquième espace intercostal. Ce souffle diminue beaucoup dans la position assise, alors il se déplace, il disparaît presque complètement de la pointe pour présenter son maximum dans le troisième espace. Vient-on à faire étendre la malade, le souffle reprend son siège primitif. Il n'est pas modifié par l'arrêt en inspiration, et demeure très intense dans l'arrêt expiratoire prolongé.

OBSERVATION VII.

Ictère catarrhal.

L... (Malvina), 17 ans, salle 7, lit 32. 16 mai 1883.

Pouls régulier, 60. La pointe du cœur n'est sentie que très faiblement dans le cinquième espace gauche, en dedans de la ligne mammaire. Souffle doux, nettement mésosystolique, ayant son maximum dans le troisième espace intercostal, à 2 centimètres du bord gauche du sternum. Il diminue d'intensité quand on fait asseoir la malade, ne se modifie pas sensiblement dans l'inspiration et l'expiration régulières. Dans l'arrêt inspiratoire forcé, il s'atténue légèrement et s'accentue au contraire dans l'arrêt succédant à une forte expiration.

Le 1er juin, l'ictère a disparu, mais le souffle persiste avec les mêmes caractères.

OBSERVATION VIII.

Chloro-anémie.

Ch... (Jeanne), 21 ans, salle 7, lit 31. 21 mai 1883. Palpitations depuis deux ou trois ans, mais très violentes surtout depuis un mois. Faiblesse générale. Muqueuses exsangues. Teinte verdâtre de la face.

Souffle jugulaire continu avec renforcement. Au cœur, bruit de souffle très limité dans le troisième espace intercostal gauche. Ce souffle est doux, prolongé, occupant presque tout le petit silence. Il est peu influencé par les changements de position. Il est plus net dans l'expiration que dans l'inspiration. Dans l'arrêt inspiratoire prolongé, il s'atténue jusqu'à devenir à peine perceptible : il persiste au contraire très intense dans l'expiration forcée.

Quelques jours plus tard (25 mai), ce souffle est moins fort et se modifie aussi beaucoup moins sous l'influence de la respiration. Le 4 août, le bruit anormal a disparu.

OBSERVATION IX.

Anémie.

L... (Julia), 18 ans, salle 7, lit 30. 20 avril 1883. Pouls régulier, 84. La pointe du cœur bat dans le cinquième espace intercostal, en dedans du mamelon. Dans le deuxième espace, immédiatement en dehors du bord sternal gauche, on aperçoit un petit soulèvement de la paroi thoracique, très limité, coïncidant à peu près avec le choc de la pointe, et visible surtout pendant l'expiration. Au même niveau, on entend un souffle systolique intense, se propageant quelque peu dans la direction de la pointe. Quand la malade fait des mouvements, même assez légers, les battements du cœur augmentent de fréquence et d'énergie, mais le souffle n'augmente pas proportionnellement d'intensité. Il diminue dans la position assise; de même dans l'inspiration forcée ; mais dans l'arrêt expiratoire, il persiste aussi fort que dans la respiration normale.

Le 30 avril, le souffle se limite de plus en plus, dans le deuxième espace, où le petit soulèvement que nous avons signalé n'est plus visible. La malade sort de l'hôpital, le 1er mai, conservant encore un léger souffle.

OBSERVATION X.

Chloro-anémie.

D... (Mathilde), 17 ans, domestique, salle 7, lit 6. Entrée le 4 mars 1883. Palpitations fréquentes. Menstruation régulière. pertes blanches abondantes dans l'intervalle des règles. Face couleur de cire, muqueuses décolorées. Diminution de la sensibilité à la partie antérieure des avant-bras et des jambes. Céphalalgie continuelle et névralgies diverses fréquentes depuis quinze jours.

Bruit jugulaire continu, sans renforcement. Pouls régulier, 70. La pointe du cœur bat dans le quatrième espace intercostal gauche en dedans de la ligne mammaire. Souffle doux, mésosystolique, ayant son maximum sur la troisième côte. Ce souffle ne se modifie pas d'une façon constante, lorsqu'on fait passer la malade du décubitus horizontal à la position assise. Il s'atténue dans l'arrêt inspiratoire, et persiste très intense dans l'expiration forcée; il est aussi plus fort dans l'expiration normale que dans l'inspiration.

Le 18 mars, le souffle s'est atténué beaucoup tout en conservant les caractères que nous avons notés. Le 28 mars, il n'est plus possible de l'entendre.

OBSERVATION XI.

Chloro-anémie.

D... (Marguerite), 19 ans, salle 7, lit 30. Entre à l'hôpital le 13 janvier 1883. Se plaint d'une lassitude générale et d'une fatigue extrême lorsqu'elle est obligée de se livrer au moindre exercice. Palpitations très pénibles. Menstruation régulière, flueurs blanches.

Pouls, 68. La pointe du cœur bat dans le quatrième espace intercostal gauche, en dedans du mamelon. Au niveau du deuxième espace, on aperçoit, en dehors du bord gauche du sternum un petit affaissement synchrone au choc de la pointe et se montrant pendant l'expiration seule. Il existe un souffle très limité, doux et inconstant, mésosystolique, ayant son maximum dans le deuxième espace gauche, et diminuant dans la position assise. Dans l'expiration forcée, il devient plus intense, puis perd de sa netteté lorsqu'on fait exécuter à la malade une inspiration prolongée. Parfois, mais non toujours, lorsqu'on fait asseoir la malade, le souffle se dédouble pour se transformer en respiration saccadée. Quelquefois, ce souffle n'existant plus au repos, la malade le fait réapparaître à l'aide de quelques mouvements ou par plusieurs respirations amples et précipitées. Par instants, on perçoit aussi, à la partie moyenne du cœur, un dédoublement du deuxième bruit.

OBSERVATION XII.

Phlegmatia alba dolens et chloro-anémie.

B... (Marceline), 21 ans, salle 7, lit 24. Entrée le 15 janvier 1883. Accouchée depuis quinze jours. Sortie de la Maternité huit jours après son accouchement (grossesse de 6 mois, enfant mort). Depuis quatre mois, palpitations presque constantes. Céphalalgie. Lassitude extrême dans les membres. Décoloration des téguments et des muqueuses. Il existe encore de l'œdème à la jambe gauche.

Pouls régulier, 70. Murmure jugulaire intermittent. La pointe du cœur n'est pas perceptible au doigt. Il existe un souffle à timbre rude, sourd, ayant son maximum dans le troisième espace gauche. Dans la position assise il s'atténue, mais prend un timbre plus aigu; il revêt presque le caractère d'un bruit sibilant. La respiration normale ne le modifie pas. Dans l'inspiration forcée il diminue, et alors on le perçoit tel que nous venons de le décrire dans la position assise. Il reste très fort dans l'arrêt expiratoire suivant une expiration profonde.

Il existe un dédoublement du deuxième bruit, perceptible la base et marqué surtout à la fin de l'inspiration.

Nous pourrions fournir encore un nombre plus considérable d'observations personnelles, mais nous jugeons cela inutile. Celles-ci doivent suffire, d'autant plus que celles que nous pourrions citer encore ne feraient que redire à peu près ce que nous venons d'apprendre.

Après avoir analysé ces faits, nous pouvons peut-être nous permettre d'en tirer certaines déductions.

Nous donnerons quelques règles qui s'appliquent à l'immense majorité des cas; mais ce ne sont pas des règles absolues, et les exceptions ne feront pas défaut. La première nous est fournie par notre observation IV. Nous avons déjà signalé en passant l'anomalie que présente ce cas, et nous avons vu, d'autre part, au début de ce chapitre que les auteurs ne sont point unanimes dans leurs conclusions.

Nous dirons donc :

1° En général, la respiration normale ne modifie pas d'une façon constante les souffles extracardiaques systoliques ou plutôt mésosystoliques. Lorsque ces souffles sont modifiés, ils sont ordinairement plus forts dans l'expiration que dans l'inspiration.

2° Ces souffles s'atténuent toujours sensiblement, parfois même ils disparaissent d'une façon complète dans l'inspiration forcée.

3° Ils augmentent au contraire d'intensité dans l'expiration forcée et dans l'arrêt expiratoire.

4° Ces souffles peuvent se transformer en bruit respiratoire saccadé. Cette modification nous a paru se produire sous l'influence des mouvements des malades, ou bien après plusieurs grandes respirations successives.

On peut constater que nous nous sommes étendu plus longuement sur les souffles extracardiaques que sur les souffles organiques, auxquels nous avons consacré notre premier chapitre : c'est que les sources où il nous a été permis de puiser pour la première partie de notre travail étaient peu nombreuses, et peu nombreuses également les observations que nous avions à présenter.

Tâchons maintenant, dans un troisième chapitre, d'élucider un peu le mécanisme d'après lequel la respiration peut agir sur les souffles valvulaires, aussi bien que sur les souffles extracardiaques, pour produire les modifications dont nous venons de rendre compte.

CHAPITRE III.

A. — *Souffles intracardiaques.* — Les modifications par la respiration des souffles organiques d'insuffisance auriculo-ventriculaire sont-elles constantes? Assurément non. Sont-elles fréquentes?
Nous ne le pensons pas non plus, bien que notre
peu d'expérience ne nous permette pas d'être trop
affirmatif à cet égard. Toujours est-il que, depuis
que notre attention a été portée sur ce point, nous
avons bien des fois cherché ces modifications chez
des sujets atteints de lésions du cœur et présentant
des souffles d'une grande netteté; nous n'avons pas
été assez heureux pour les rencontrer bien souvent.
Peut être le hasard nous a-t-il mal servi; c'est possible. Dans tous les cas, un fait demeure bien acquis,
c'est que ces modifications ne sont pas constantes.

Comment comprendre que la respiration puisse
agir sur des souffles endocardiaques? Nous avons
vu, au commencement de notre premier chapitre,
que ces souffles se modifient par les changements
de position. M. Cuffer a même établi la règle que
voici : « Tous les souffles organiques se modifient
en s'atténuant lorsqu'on fait passer le malade de la
position couchée à la position assise ou penchée en
avant. » L'explication que l'auteur donne de ces
faits est la suivante, du moins pour ce qui concerne

les cas d'insuffisance mitrale et tricuspide — les
seuls qui nous interessent — : « Dans la position
assise, le cœur se déplace et s'abaisse. En s'abais-
sant, la pointe vient se mettre en contact avec le
diaphragme : que se passe-t-il alors ?... La pointe
du cœur se laisse refouler légèrement, il est vrai,
de bas en haut. De cette façon, le diamètre longitudinal du cœur se trouve raccourci. Or, si l'on
tient compte d'une certaine contracture des muscles papillaires, qui se produit dans l'endocardite
aiguë — sorte de contracture inflammatoire, — on
comprend que du moment que la pointe du cœur
est relevée, les muscles papillaires le sont aussi, et
que, par conséquent, le refoulement de la pointe du
cœur contrebalance et annihile, en grande partie
du moins, l'action produite sur les cordages tendi-
neux par la contracture des muscles papillaires. Il
s'ensuit que les valves de la mitrale peuvent se rap-
procher davantage, et que l'insuffisance diminue
et par là même le souffle... Si maintenant le malade est replacé dans la position horizontale, l'effet
disparaît, la pointe du cœur reprend sa position
primitive, le cœur revient à sa longueur ordinaire,
et la contracture des muscles papillaires n'étant plus
contrebalancée, l'insuffisance reparaît en même
temps que le souffle, avec ses caractères primitifs »

D'ailleurs, M. Cuffer a pu vérifier sa théorie par
l'expérimentation. Sur un cœur d'insuffisance mitrale, il faisait disparaître cette insuffisance, et cesser
le reflux du sang dans l'oreillette, en relevant la

pointe du cœur. « Donc le raccourcissement du cœur peut, dans une certaine mesure, faire disparaître une insuffisance mitrale ou tout au moins en compenser les effets. » Tous les cas d'insuffisance mitrale que nous avons observés, dit M. Cuffer, présentaient cette modification. »

Il doit en être de même dans l'insuffisance tricuspide.

« Quand, par suite du passage de l'inflammation à l'état chronique, les lésions organiques des orifices ou des valvules sont devenues permanentes, la position verticale diminue également l'intensité des bruits de souffle. C'est toujours par le refoulement de la pointe du cœur que l'effet de l'insuffisance valvulaire est contrebalancé. »

Nous pouvons peut-être faire l'application de cette théorie aux modifications de nos souffles endocardiaques par la respiration.

Dans l'inspiration, en effet, le diaphragme s'abaisse ; le cœur, qui repose sur lui, a ses muscles papillaires tiraillés, et l'insuffisance est alors à son maximum : au contraire, dans l'expiration, le diaphragme, refoulant les organes contenus dans la cage thoracique, soulève en même temps la pointe du cœur : ce viscère diminuant dans le sens longitudinal, les muscles papillaires cessent d'être tiraillés ; ils permettent un jeu plus complet des valvules auriculo-ventriculaires, et l'insuffisance disparaît ou du moins s'atténue : il en résulte une disparition ou une diminution du souffle. Ces modifications doivent évidemment être d'autant plus marquées que les actes respiratoires sont plus amples. Dans la respiration normale, les déplacements diaphragmatiques sont, sans doute, trop peu étendus pour faire changer beaucoup, de l'inspiration à l'expiration, le diamètre longitudinal du cœur : ordinairement, ils sont insuffisants pour faire varier l'intensité du souffle dans l'un ou dans l'autre de ces temps de la respiration. Par contre, ces modifications sont très nettes dans les mouvements respiratoires forcés, ainsi que nous l'avons constaté précédemment dans nos observations.

M. Cuffer, en parlant de la diminution d'un souffle d'insuffisance mitrale dans la position assise, dit : « L'effet est plus marqué dans l'expiration lorsque le diaphragme s'élève et soulève davantage la pointe du cœur qui repose sur lui. Dans l'inspiration, au contraire, le souffle est moins marqué, par la raison inverse, c'est-à-dire l'abaissement du diaphragme. »

Mais, M. Cuffer fait aussi intervenir un autre facteur, surtout pour les cas d'insuffisance tricuspide : « Au moment de l'inspiration, dit-il, il se fait une tendance au vide dans la poitrine. Cette tendance au vide amène une dilatation des organes creux et en particulier du cœur. On comprend facilement comment alors le ventricule droit est le siège d'une dilatation, ce qui amène nécessairement une augmentation de l'insuffisance tricuspide. Dans la station verticale, les signes d'insuffisance, qui avaient disparu, reparaissent en partie pendant l'inspiration. »

Il est évident que, dans cette hypothèse, l'effet sera encore d'autant plus manifeste que les mouvements respiratoires auront plus d'amplitude.

La même cause — cette tendance au vide dans l'inspiration — doit agir dans le même sens pour l'insuffisance mitrale, mais moins efficacement peut-être, car, le ventricule gauche — vu la plus grande épaisseur de ses parois — subit moins facilement que son congénère l'influence de la respiration. Cette influence se fera sentir avec d'autant plus de force que les parois ventriculaires seront moins résistantes.

Dans l'expiration, les phénomènes inverses se produiront.

Donc, les mouvements diaphragmatiques, produisant tour à tour l'allongement et le raccourcissement du cœur, d'une part, et d'autre part, les alternatives de resserrement et d'ampliation de la cage thoracique, déterminant un aplatissement ou une dilatation du cœur, voilà deux facteurs qui s'unissent dans une action commune, pour amener une augmentation des souffles d'insuffisance auriculo-ventriculaire pendant l'inspiration et surtout pendant l'inspiration forcée : dans l'expiration au contraire, et particulièrement dans l'expiration profonde et l'arrêt expiratoire prolongé, ils s'unissent également pour amener une atténuation ou une disparition complète des mêmes souffles valvulaires.

Il nous reste en second lieu à interpréter les modifications que la respiration fait subir aux souffles extracardiaques.

B. *Souffles extracardiaques.* — Avant d'aborder le mécanisme de leurs modifications, voyons d'abord comment se produisent ces bruits eux-mêmes. À ce propos, nous ne saurions mieux faire que d'exposer la théorie de M. le professeur Potain.

Au moment de la systole, le cœur diminue dans quelques-uns de ses diamètres; alors l'espace compris entre la face antérieure de cet organe et la paroi thoracique devient plus considérable : la lame pulmonaire plus ou moins épaisse qui se trouve presque constamment en ce point, et dont les vésicules étaient affaissées lors de la diastole ventriculaire, alors que le cœur avait son plus grand volume, se dilate, et une inspiration partielle se produit à ce niveau. L'air se précipitant dans ces alvéoles dilatées, donne naissance au bruit dont nous parlons. Si ce souffle est rare au moment de la diastole, alors que le cœur augmentant de volume vient comprimer les vésicules situées au-devant de lui et en chasser l'air, c'est que la diastole ventriculaire se fait avec moins de brusquerie que la systole, et le mouvement d'expulsion imprimé à l'air n'est pas assez rapide, dans les conditions ordinaires, pour y déterminer un bruit de souffle.

Dans la grande majorité des cas, ce phénomène est dû à l'action du cœur sur la lame de poumon

placée au-devant de lui ; toutefois, nous croyons
qu'il peut se passer aussi dans une autre partie du
poumon avoisinant. Notre observation III en est
un exemple.

D'autres auteurs, et en particulier M. Choyau,
ont admis que ce souffle était dû, non à une inspiration partielle, comme nous venons de le dire,
mais que c'était, au contraire, un bruit expiratoire
se produisant au moment où le cœur, se contrac-
tant, vient comprimer les vésicules qui le séparent
de la paroi, et en chasser l'air avec violence.

M. Potain admet que le souffle extracardiaque
est un bruit inspiratoire et non un bruit d'expiration
pour plusieurs motifs : 1° parce que le bruit de
l'inspiration est plus fort que celui de l'expiration ;
2° parce que l'on constate souvent une dépression
de la paroi costale au niveau du point où le souffle
a son maximum ; 3° parce que le volume du cœur
diminue pendant la systole.

L'exactitude de cette théorie me semble démon-
trée par une expérience de M. P. Bert. (*Lecons sur
la physiologie de la respiration*, 1869.) « Les battements du cœur, dit-il, changent la pression intra-
thoracique. L'afflux sanguin qui se fait à chaque
diastole, doit (en supposant le thorax immobile)
comprimer l'air du poumon, et, si la glotte est ou-
verte, provoquer une légère expiration. De même,
lorsque le cœur se vide brusquement, le sang qu'il
lance hors du thorax doit être remplacé par une
certaine quantité d'air venu par la trachée. Dans

l'état normal, cela est peu sensible, à cause des modifications incessantes que la respiration apporte dans la capacité aérienne du thorax. Mais on peut très aisément mettre en évidence ces phénomènes. Il suffit pour cela de mettre la trachée d'un chien en communication avec l'appareil enregistreur, puis de trancher d'un coup le bulbe de l'animal. La respiration s'arrête à l'instant, et le cœur, continuant de battre pendant quelques minutes, ses battements s'enregistrent par l'intermédiaire de l'air de la trachée. »

Nous avons cru bon d'entrer dans quelques détails sur le mécanisme de production des souffles extracardiaques. Cela nous aidera peut être — la théorie de l'aspiration étant admise telle que l'enseigne M. Potain — à comprendre les modifications que ces souffles éprouvent sous l'influence de la respiration. Mais ici, disons-le bien vite, nous entrons dans le domaine de la pure hypothèse.

Le souffle extracardiaque prend naissance sur les confins de la lame pulmonaire précordiale, au point où cette lame est le moins épaisse. « Ce souffle extracardiaque, dit M. Cuffer, cesse juste au point où commence la portion découverte du cœur. »

Il est tout naturel de chercher à expliquer les modifications qui se produisent dans les souffles que nous étudions, par les changements de rapports qui peuvent survenir, dans l'inspiration et l'expiration, entre la face antérieure du cœur et la languette de poumon qui vient ordinairement la recouvrir.

On sait que le cœur se déplace sous l'influence de la respiration. Ce déplacement est évident dans les grandes inspirations. M. Verneuil, dans sa thèse, en 1852, parle de cette locomotion du cœur. Da Costa, qui a étudié l'influence de la respiration sur la position du cœur, a mis le fait en relief. D'après cet auteur, dans une inspiration forcée, le choc du cœur ne se fait plus entre la 5ᵉ et la 6ᵉ côte, mais au niveau du cartilage ensiforme, immédiatement au-dessous des cartilages costaux, à environ un pouce à gauche de la ligne médiane.

Ce déplacement doit être beaucoup plus marqué pour la pointe que pour le reste du cœur; on en comprend facilement la raison, puisque la base de ce viscère est fixée à l'origine des gros vaisseaux, tandis qu'en bas. la pointe est libre, surtout au moment de l'inspiration, alors que le diaphragme s'abaisse et enlève au cœur son point d'appui.

Comme le souffle extracardiaque, ainsi que nous l'avons dit, se passe ordinairement dans la languette pulmonaire qui cache, dans une étendue plus ou moins considérable, la face antérieure du cœur, il en résulte que dans l'inspiration et surtout dans l'inspiration forcée, le cœur, se portant vers la droite, cesse d'être recouvert en partie par cette lame de poumon où se produisait le souffle : alors les contractions du cœur n'agissant plus, ou du moins agissant d'une façon moins directe, sur les vésicules qui précédemment étaient au-devant de lui, le souffle disparaît ou s'atténue, et cela d'autant mieux que l'inspiration est plus profonde. — M. Cuffer a recueilli deux observations dans lesquelles le souffle se déviait à droite dans les grandes inspirations. — Puis, quand survient l'expiration, le cœur reprend sa place primitive et se porte d'autant plus à gauche que l'expiration est plus énergique : la pointe est en effet de plus en plus refoulée de ce côté par le soulèvement du diaphragme, et alors le souffle reparaît avec toute sa netteté.

Si ces modifications sont nulles ou peu apparentes dans le cours de la respiration normale, cela tient probablement à ce que dans ces conditions, les déplacements du cœur sont trop peu accusés.

Cette théorie peut s'appliquer, il nous semble, aux cas dans lesquels une petite languette pulmonaire revêt la pointe du cœur, et on pourrait expliquer de la sorte les modifications des souffles de la pointe par la respiration.

Du reste, il y aurait peut-être un moyen de vérifier l'exactitude de cette théorie, ou d'en démontrer la fausseté : ce serait de percuter le cœur, d'une part, au moment d'un arrêt inspiratoire suivant une grande inspiration, et d'autre part dans un arrêt expiratoire suivant une expiration forcée, et de voir, si, dans le premier cas, la portion découverte du cœur donne une matité plus étendue que dans le second. Il doit en être de la sorte, si notre hypothèse est vraie, c'est-à-dire, si la pointe du cœur recouverte pendant l'expiration ne l'est plus au moment de l'inspiration. Nous aurions voulu faire nous-même cette expérience, mais la confiance dans nos doigts et notre oreille nous a manqué pour entreprendre une observation aussi délicate. Nous laissons à d'autres plus hardis et plus habiles que nous le soin de tenter cette exploration.

Si l'hypothèse que nous venons d'exposer peut convenir à un certain nombre de cas, il en est beaucoup d'autres où elle ne peut rendre compte des modifications signalées. Tels sont les cas où le poumon recouvre en totalité la face antérieure du cœur, ou bien ceux dans lesquels une pleurésie a établi des adhérences entre le péricarde et la lame pulmonaire précordiale. Avec une disposition de ce genre, il est bien évident que le cœur demeurera toujours caché par le poumon, quelle que soit l'énergie de l'inspiration, et le souffle ne pourra pas disparaître sous cette influence.

La même hypothèse ne peut pas expliquer davantage les modifications imprimées par la respiration aux souffles qui se manifestent dans le troisième et surtout dans le deuxième espace intercostal gauche. En effet, si la pointe est susceptible de se déplacer vers la droite pendant l'inspiration, il n'en est plus de même pour la base, qui est maintenue à peu près immobile dans sa situation.

Pour ces cas, nous invoquerons l'état de disten-

sion plus ou moins complète des vésicules pulmonaires de la lame précordiale. Dans l'inspiration,
et surtout dans l'inspiration forcée, ces vésicules
sont remplies et distendues : dans ces conditions,
l'action du cœur ne peut plus s'exercer sur elles,
ou du moins ne s'exerce que d'une façon inefficace ;
et cette action doit être d'autant moins accusée que
les vésicules pulmonaires sont plus distendues.
Aussi nos observations ont-elles constaté une diminution ou une disparition du souffle dans les grandes
inspirations. Cela explique aussi pourquoi les
souffles extracardiaques sont rares chez les emphy-
sémateux, contrairement à l'opinion de Laënnec,
et pourquoi un souffle extracardiaque disparaît,
lorsque la lame de poumon où il se produisait
devient le siège d'une respiration supplémentaire,
ainsi que M. Cuffer en a cité une observation.
Lorsque le parenchyme pulmonaire est distendu,
il devient trop résistant, et les contractions du
cœur n'y peuvent plus déterminer d'inspiration
soufflante.

Dans l'expiration, au contraire, les vésicules pulmonaires, se trouvant dans un état de vacuité relative, se laissent influencer plus aisément par les
contractions cardiaques ; aussi, est-ce à ce moment
que le souffle se produit avec le plus d'intensité.
Mais il peut arriver parfois — ce n'est pas l'ordinaire — que, par le fait d'une forte expiration, les
vésicules pulmonaires affaissées opposent au cœur
un obstacle trop résistant pour permettre au souffle

extracardiaque de se produire. Cette hypothèse fournirait peut-être l'explication d'un certain nombre de faits, et en particulier de notre observation IV, dans laquelle nous voyons le souffle disparaître dans l'expiration forcée.

Une autre considération qui doit peut-être aussi entrer en ligne de compte, c'est l'épaisseur de la lame pulmonaire qui revêt la face antérieure du cœur. Il faut, en effet, que cette lame ne soit pas trop épaisse pour que le bruit anormal se produise : or, l'on sait qu'elle acquiert sa plus grande épaisseur au moment d'une inspiration profonde : il n'y a donc rien de surprenant à ce que le souffle extracardiaque diminue à ce moment, et puisse même subir dans certains cas une disparition complète.

En résumé, on voit que des agents multiples interviennent dans le cours de la respiration pour modifier les souffles extracardiaques. Ce sont : 1° les déplacements du cœur ; 2° l'état de plus ou moins grande distension et l'épaisseur plus ou moins considérable de la lame pulmonaire située au devant du cœur.

Nous avons rapporté un certain nombre de cas, dans lesquels un souffle extracardiaque très net s'est transformé en respiration saccadée. Nous ignorons absolument par quel mécanisme se produit cette transformation : nous ne chercherons pas à l'expliquer, d'autant plus que nous n'avons pas acquis la certitude que cette modification soit sous la dépendance des variations respiratoires. Nous serions cependant portés à l'admettre.

CONCLUSIONS.

A la question que nous venons d'étudier s'attache un intérêt pratique que nous ne saurions passer sous silence.

On sait, en effet, combien il est parfois difficile, — malgré l'avis contraire de Laënnec, — de distinguer les souffles organiques du cœur de ceux qui, tout en étant rhythmés par les mouvements de ce viscère, se passent dans la lame pulmonaire voisine.

Depuis que l'attention des médecins, attirée par M. le professeur Potain, s'est portée sur ce point intéressant de clinique, de nombreux travaux ont surgi, il est vrai, venant chacun éclairer d'une lumière plus vive cette question entourée naguère encore de ténèbres épaisses : néanmoins, le diagnostic n'en présente pas moins, dans certains cas, de grandes difficultés.

Pour établir le diagnostic différentiel entre les souffles qui se passent dans le cœur et ceux qui se passent en dehors de cet organe, on a donné des signes assez nombreux : qu'on nous permette de les rappeler en quelques mots.

On s'est basé :

1° *Sur le sièye.* — Le souffle extracardiaque est ordinairement méso-cardiaque ou sus-apexien, suivant l'expression de M. Potain. Le plus souvent, il se manifeste dans le troisième espace intercostal gauche. Son maximum ne correspond, par conséquent, à aucun des points où l'on trouve le maximum du souffle dans les lésions d'orifices. De plus, ce souffle est limité : il n'a pas les propagations du souffle organique.

Cela est vrai dans beaucoup de cas, mais ne sait-on pas aussi que le souffle extracardiaque peut siéger à la pointe, et même un peu en dehors de la pointe ? Et alors, pour peu que ce souffle s'étende à quelque distance, le diagnostic devient fort hésitant.

2° *Sur le moment de la révolution cardiaque auquel il se produit.* — Le souffle extracardiaque est ordinairement méso-systolique ou post-systolique, — cette dernière dénomination est rejetée par M. Potain. — Ce caractère, sur lequel l'éminent professeur insiste beaucoup, a certainement une grande valeur, puisque les souffles d'insuffisance auriculo-ventriculaire sont toujours exactement systoliques : mais, nous croyons que parfois le souffle est tellement rapproché du claquement normal, qu'il est difficile, si l'on n'a point une oreille bien exercée, de faire cette distinction.

3° *Sur le timbre.* — Le souffle extracardiaque a, dit-on, un timbre doux. Il est superficiel.

Ceci est exact bien souvent, ainsi que nous avons

pu nous en convaincre nous-même : mais cette
règle n'est cependant pas absolue. Nous avons rapporté ici même des observations, — et d'autres avant
nous en ont rapporté de semblables, — dans lesquelles le soufffe, au lieu de présenter le timbre
doux qu'on lui reconnaît communément, offre, au
contraire, un timbre de rudesse excessive. D'autres
fois, il est vibrant ou revêt le caractère d'un piaulement. Du reste, le souffle valvulaire d'insuffisance
tricuspide est aussi un soufffe doux. On s'expose-
rait donc à des erreurs grossières, si on prétendait
trouver dans ce timbre doux un caractère patho-
gnomonique du souffle extracardiaque.

Il est superficiel, mais c'est là encore un caractère
qui n'est pas toujours facilemeut appréciable, et
qui, du reste, peut faire défaut.

4° *Sur l'inconstance.* — C'est vrai, le souffle
extracardiaque ne présente aucune fixité. On le
perçoit aujourd'hui ; demain, on ne l'entend
plus : il paraît et disparaît d'un moment à l'autre.

Mais aussi, il peut être constant et persister
pendant des semaines et pendant des mois en-
tiers.

5° *Sur les modifications par les changements de position.* — Le souffle extracardiaque diminue d'intensité ou disparaît même complètement dans la position assise.

Nous croyons cette modification assez constante,

mais il ne faut pas oublier que les souffles organiques se modifient dans le même sens. Tous s'atténuent lorsque les malades passent du décubitus
horizontal à la situation verticale. M. Cuffer a
même pu dire : « Tous les souffles organiques que
j'ai observés sont rentrés dans cette règle générale. »
Schmidt, de son côté, dit que si l'on ne constate pas
plus fréquemment cette modification, c'est qu'on
se contente habituellement d'ausculter le malade
dans une seule position.

5° Seule, la transformation d'un souffle en respiration saccadée prouve d'une façon indiscutable
que ce bruit a une origine extracardiaque. Malheureusement, cette modification se produit assez rare-
ment pour que l'on doive chercher ailleurs d'autres
moyens de diagnostic.

Ainsi donc, après avoir passé successivement en
revue les divers caractères que l'on assigne aux
souffles extracardiaques, il se trouve qu'aucun
d'eux ne permet de formuler sûrement un diagnostic différentiel. Il est vrai que le médecin ne doit
pas fonder son diagnostic sur un de ces signes en
particulier, mais bien sur l'ensemble de ces caractères et sur l'état général du malade. Ce n'est
guère que de cette façon qu'il peut établir un diagnostic précis. Cependant, il nous semble que les
modifications des souffles par la respiration
pourraient être, à ce point de vue, d'un grand secours.

En effet, les souffles extracardiaques méso-systoliques, — pour ne parler que de ceux que nous avons étudiés, — se modifient d'une façon presque constante, j'oserais même dire toujours, sous l'influence des variations respiratoires. Les souffles organiques peuvent aussi se modifier sous la même influence, mais, chose intéressante, ces modifications s'opèrent en sens inverse.

Nous pouvons donc résumer notre thèse en disant, sous forme de conclusions :

1° Les souffles organiques et les souffles extracardiaques, qui ont fait l'objet de ce travail, se modifient peu dans le cours de la respiration normale ;

2° Le souffle intracardiaque d'insuffisance auriculo-ventriculaire augmente dans les fortes inspirations ; il s'atténue et peut même disparaître en partie dans l'expiration forcée ;

3° Le souffle extracardiaque systolique, ou mieux méso-systolique, augmente dans l'expiration forcée : il diminue, quelquefois même il peut cesser complètement dans l'inspiration profonde et dans l'arrêt inspiratoire prolongé ;

4° Ces modifications nous ont semblé pouvoir constituer un bon caractère de diagnostic différentiel, entre les souffles organiques et les souffles extracardiaques ;

5° Nous ne saurions étendre nos conclusions aux

souffles organiques qui n'ont pas été compris dans cette étude, non plus qu'aux souffles extracardiaques diastoliques, car nous ignorons comment les uns et les autres se comportent vis-à-vis des influences respiratoires.

Paris. — A. PARENT, imp. de la Fac. de méd., A. DAVY, successeur,
52, rue Madame et rue Corneille, 3.